8 Posturas De Yoga Efectivas

Para

Quemar Grasas Del Abdomen

Por Suchi Gupta

8 posturas de yoga efectivas para quemar grasas del abdomen

¡Dedicado a ti!

¡Que cumplas tu deseo de tener un abdomen plano muy pronto!

¡Ese es mi deseo para ti!

Tabla de contenidos

Reconocimientos

Quiero agradecerle a mi esposo Saket por siempre mostrar confianza en mí. Eso es muy importante para mí.

Muchas gracias a mi familias por siempre darme su tiempo y apoyo. Me ayudó mucho mientras estaba ocupada creando este libro.

Un agradecimiento especial para Dr. Ken Evoy y todos los demás en Site Build It! por compartir su conocimiento y darme consejos y guía para crear este libro y armar mi sitio.

Le agradezco al universo todos los días por las maravillosas personas, cosas y eventos en mi vida.

¡Les deseo lo mejor en su camino a obtener un abdomen plano!

¡Una forma saludable de tener un abdomen plano en casa sin gastar un centavo!

¡Además una postura de Yoga extra para mantener el cuerpo entero siempre saludable y flexible!

Introducción

No hay necesidad de ir al **gimnasio**.

No hay necesidad de gastar tu **dinero** bien ganado para quemar grasas del abdomen.

¡Sólo prueba estas posturas de Yoga **en casa** y obtiene abdominales planos de forma saludable!

¡Es verdad!

Y para hacerlo fácil, te muestro **imágenes** de cada postura de Yoga para que sepas exactamente cómo tienes que realizarlas. Eso también ayudará a que la lectura sea interesante.

Además he agregado algunos **consejos** prácticos para ayudarte a mantener tu abdomen siempre plano.

Y...

...algunos **trucos** para mantenerte motivada en tu camino a perder grasas del abdomen!

Las posturas más **efectivas** están primeras en la lista – ¡las que funcionaron mejor para mí!

¡Prueba para ver cuáles funcionan mejor para ti!

Cómo sacar provecho de este libro

--Haz las poses mientras lees este libro. No sólo leas el libro y veas las imágenes. **¡Actúa!**

--Haz estas posturas tantas veces como puedas. He escrito 5-7 o 10-15 dependiendo de la postura. Pero mientras pasa el tiempo, debes incrementar la repetición.

--Algunos días haz estas "aasanas". Luego decide cuáles funcionan mejor para ti. No las más fáciles sino las más efectivas :)

--Continúa haciendo las posturas incluso cuando obtengas el abdomen plano que siempre quisiste. No te detengas de hacerlas si no quieres volver a ver esa grasa del vientre aparecer en poco tiempo.

--Mantén el libro a mano para volver a leerlo si lo necesitas.

Antes de empezar, ¡cuídate!

--**La respiración** es muy importante para que la Yoga sea efectiva, y así también para que cualquier ejercicio sea efectivo.

A veces nosotros nos olvidamos de respirar o dejamos de respirar por un momento mientras ejercitamos (yo también hago eso), pero debemos recordar respirar. Es importante.

--Tendemos a exagerar el Yoga al pensar que vamos a obtener resultados más rápido, pero eso sólo daña el cuerpo.

Cada cuerpo tiene límites diferentes. Dale tiempo a tu cuerpo. ¡Escúchalo! **No te apures. No exageres** estas posturas.

Hazlas solo de forma que sientas que tus abdominales se estiran, pero no al punto que sea incómodo.

--El cuerpo de cada uno es diferente. Nadie puede prometer un **período de tiempo** en el que tu abdomen se verá plano. ¡La perseverancia manda!

--Come lo que amas...

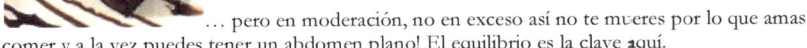

… pero en moderación, no en exceso así no te mueres por lo que amas comer y a la vez puedes tener un abdomen plano! El equilibrio es la clave aquí.

--Sólo quemar grasas de tu abdomen no debe ser tu único objetivo. El cuerpo completo debe estar en forma. Así que ese debe ser tu objetivo real.

--No es necesario realizar todas estas posturas de Yoga. Puedes elegir las que funcionen para ti. ¡Las posturas 1 y 2 hicieron maravillas conmigo!

--Si sientes **dolor,** por favor deja de realizar estas posturas y consulta a tu doctor antes de comenzar de nuevo.

--Si estás embarazada o tienes alguna **enfermedad,** por favor no intentes estas posturas. Consulta a tu doctor/instructor de Yoga primero.

--Estas posturas son específicas para quemar grasas del abdomen. No son técnicas de "pérdida rápida de peso".

Bueno, eso fue suficiente como precaución. Así que, ¿estás lista? ¡Genial! Empecemos con...

Las 8 posturas para quemar grasas del abdomen

Alza tus piernas

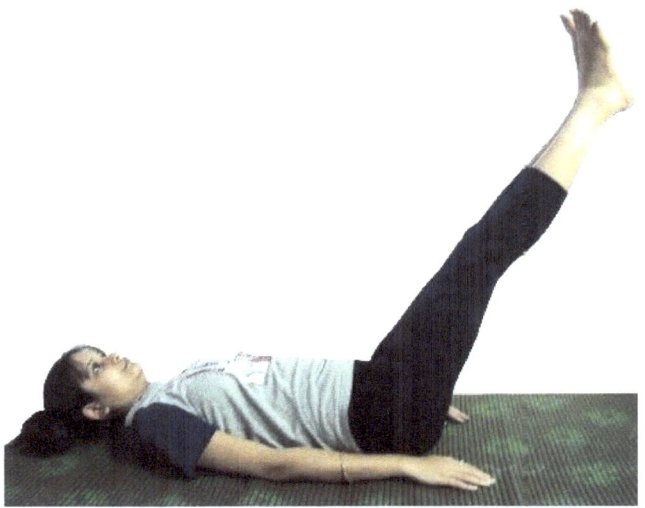

Cómo hacerlo:

--Recuéstate sobre tu espalda y coloca tus brazos a los lados.

--Ahora inhala y alza tus piernas en el aire, tanto como puedas. Idealmente, deberían estar rectas en el aire, de forma perpendicular al resto de tu cuerpo.

--Exhala lentamente mientras bajas las piernas, pero no las apoyes sobre el suelo/alfombra. Solo mantenlas levantadas, en el aire.

--Ahora de nuevo inhala, alza tus piernas y repite.

--Haz esto unas 10-15 veces de una vez.

--Relájate por unos segundos luego de terminar.

--Repite esta postura de nuevo 5-7 veces.

Esta postura es también conocida como "Chalit Uttan Padasana".

Esta postura me ha resultado muy efectiva para reducir la grasa abdominal.

Bueno, ahora es momento de un consejo rápido para un estómago plano. Aquí vamos...

Diariamente, siéntate con tu espalda derecha –No te encorves.

Eso ayuda a mantener un abdomen plano.

Toca los dedos de tus pies

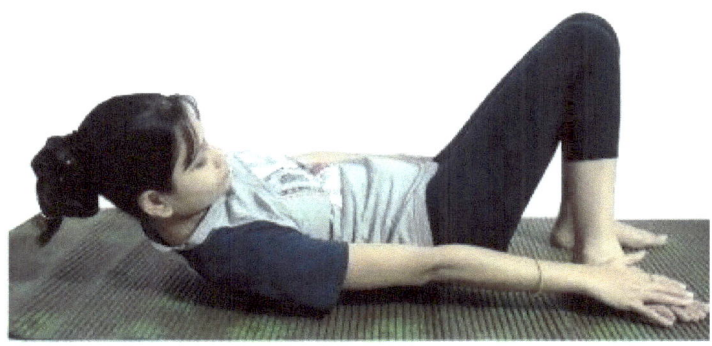

Cómo hacerlo:

--Recuéstate sobre tu espalda y coloca tus brazos a los lados.

--Ahora flexiona tus piernas para traer tus pies hacia tus caderas.

--Alza tus hombros y toca el pulgar de tu pie derecho con tu mano derecha como se muestra en la imagen arriba.

--Luego toca el pulgar de tu pie izquierdo con tu mano izquierda.

--Asegúrate de no apoyar tu cabeza sobre el suelo/alfombra entre tocar un pie y el otro.

--Repite 20-25 veces.

--Relájate por unos segundos. Repite esta postura unas 5-7 veces nuevamente.

--Respira mientras realizas esto.

Esta es otra postura que me ha ayudado a quemar grasas en el abdomen muy rápido.

De hecho sentirás cómo trabaja tu abdomen al hacer esto. ¡Inténtalo!

Postura de piernas cruzadas

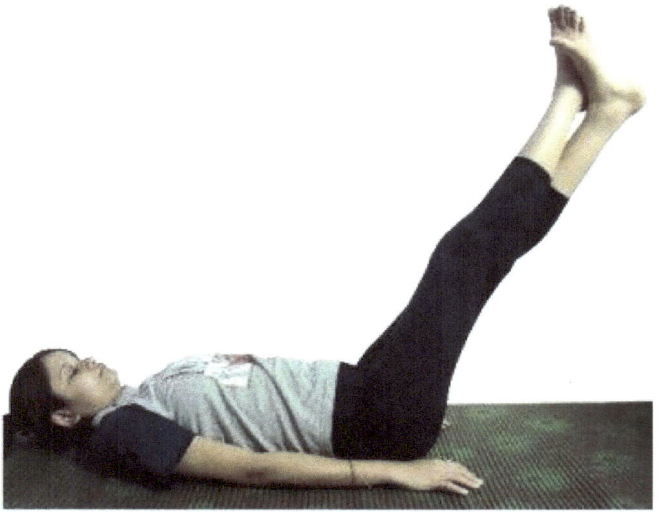

Cómo hacerlo:

--Recuéstate sobre tu espalda y coloca tus brazos a los lados.

--Ahora levanta tus piernas y mantenlas en el aire, no de forma perpendicular al cuerpo. Solo a medio camino.

--Ahora levanta una de las piernas un poco más alto y mantenla por encima de la otra pierna como en la imagen arriba.

--Mantén esta pose cuanto más puedas.

--Vuelve a la posición inicial y relájate por unos segundos.

--Repite esta postura con la otra pierna.

--Relájate por unos segundos.

--Repite esta postura 5-7 veces para ambas piernas.

--Sigue respirando mientras realizas esta postura.

Otro consejo acerca de cómo perder grasa del abdomen y para hacer que estas posturas sean más efectivas es...

Mientras haces estas posturas de Yoga, ENFÓCATE en tu estómago.

¡Esa es la clave!

Estirar el cuerpo completo

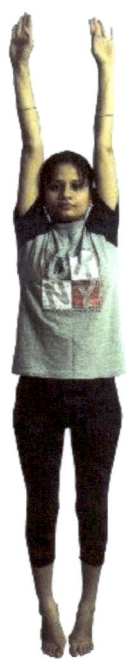

Cómo hacerlo:

--Párate derecha.

--Ahora inhala mientras levantas tus manos y te paras sobre los dedos de los pies. No los pies, sino los dedos.

--Estírate cómodamente tanto como puedas como en la imagen arriba.

--Mantén la respiración por unos segundos mientras mantienes tu cuerpo estirado.

--Siente tus abdominales estirarse.

--Exhala gentilmente mientras vuelves lentamente a la posición inicial.

--Relájate por unos segundos. Repite esta postura unas 10-15 veces nuevamente.

Esta postura se conoce como "Taad-aasana". ¡"Taad" significa árbol en el idioma Hindi!

Círculos con los dedos de los pies

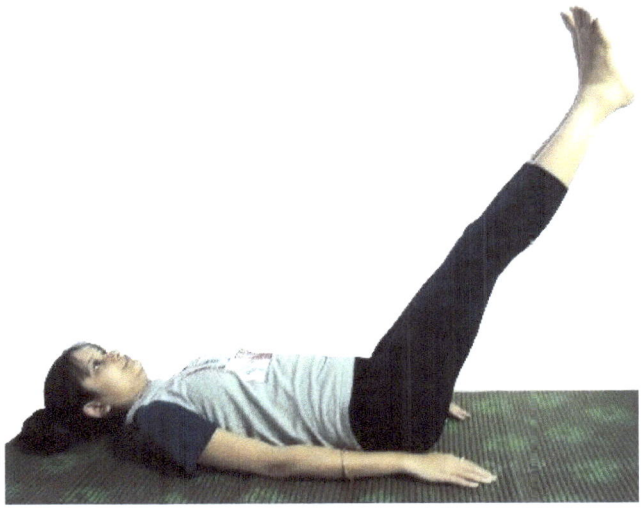

Cómo hacerlo:

--Recuéstate sobre tu espalda y coloca tus brazos a los lados.

--Ahora alza tus piernas en el aire, no derechas hacia arriba, sino a medio camino como en la imagen arriba.

--Ahora mantén tus piernas juntas y muévelas siguiendo el sentido de las agujas del reloj o en sentido contrario, como si estuvieras haciendo pequeños círculos en el aire.

--Repite esto para 10-15 círculos.

--Relájate por unos segundos. Repite esta postura unas 5-7 veces nuevamente.

--Respira mientras realizas esto.

¿Sabías que...

mucha agua luego de las comidas causa hinchazón estomacal?

Así que sólo bebe unos sorbos, no te llenes.

La pose del bote invertido

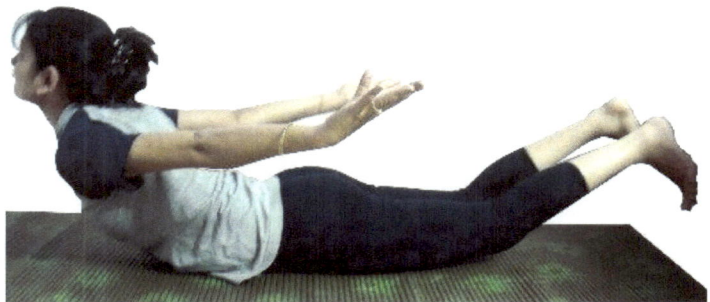

Cómo hacerlo:

--Recuéstate con tu mentón sobre el suelo.

--Inhala y estira tus brazos y piernas para que tu abdomen sea la única parte del cuerpo que esté tocando el suelo como en la imagen arriba.

--Mantente en esa posición todo el tiempo que puedas. Sigue respirando.

--Exhala y vuelve a la posición inicial.

--Relájate por unos segundos y repite.

Esta postura se conoce como "Vipreet Nauka-aasana"

Sentirás la presión sobre tu estómago mientras respiras en esta pose.

La pose del arco

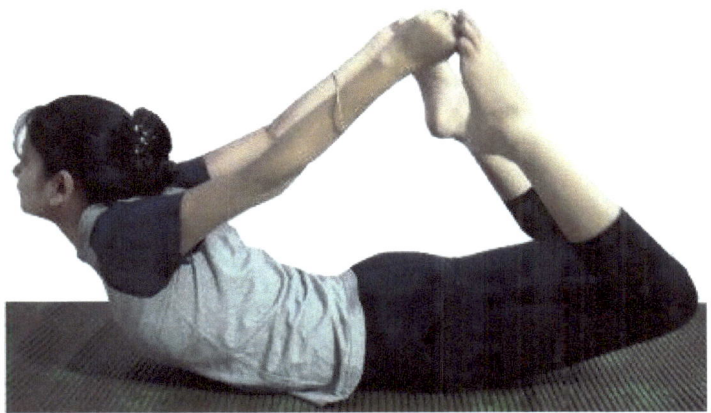

Cómo hacerlo:

--Recuéstate sobre tu estómago con tu mentón sobre el suelo.

--Alza tus piernas.

--Alcanza los pulgares de tus pies con tus brazos y toma el pulgar derecho con la mano derecha y el pulgar izquierdo con la mano izquierda.

--Lentamente inhala y alza tus piernas al levantar los talones y las rodillas del suelo mientras elevas tu pecho del suelo al mismo tiempo, como en la imagen arriba.

--El peso de tu cuerpo debe descansar sobre el estómago completamente.

--Tira tu cabeza hacia atrás lo más que puedas.

--Lentamente exhala y suelta los pulgares, trae las piernas y brazos derecho hacia el suelo.

--Relájate por unos segundos y repite.

Puedes tomar tus tobillos en vez de tus pulgares.

Esta postura se conoce como "Dhanur-aasana".

Ésta estira todo el cuerpo.

La pose de la cobra

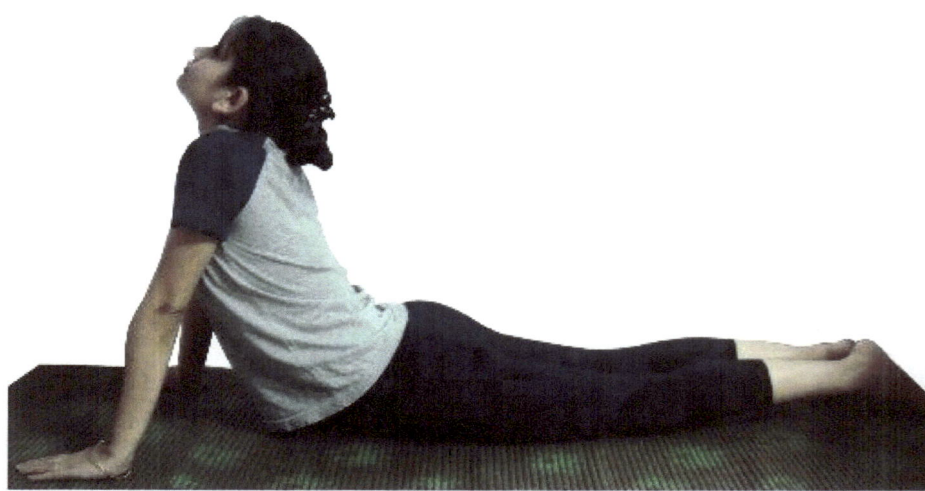

Cómo hacerlo:

--Recuéstate sobre tu estomago con el mentón sobre el suelo y coloca tus brazos a un lado.

--Flexiona tus brazos, inhala y alza tus hombros y cabeza mientras mantienes tu torso sobre el suelo como se muestra en la imagen.

--Estira tu cabeza hacia atrás lo más que puedas.

--Mantén la postura por todo el tiempo que puedas.

--Exhala y vuelve a la posición inicial lentamente.

--Relájate por unos segundos y repite.

Esta postura se conoce como "Bhujang-aasana".

¿Cuánto tiempo me llevará cada día?

El tiempo importa... especialmente en las mañanas, ¡lo sé!

Bueno, entonces, digamos que has encontrado 4 posturas efectivas para ti misma... Ahora miremos cuánto tiempo llevará hacer estos ejercicios cada día...

Postura	Paso	Duración en segundos para este ejercicio	Tiempo total en segundos para la postura
Levanta las piernas	Recuéstate con tus piernas derechas	2	2
	Levanta las piernas y luego bájalas – 1 vez	1,5	1,5
	Número de veces seguidas	15	1,5*1,5
	Relájate	5	1,5*15 + 5
	Número de rondas de los pasos anteriores	3	2 + 3*((1,5*15) + 5) = 84,5
Crunch de dedos de los pies	Recuéstate y flexiona tus piernas	2	2
	Toca el pulgar derecho y luego el izquierdo de tus pies	2	2
	Número de veces	15	2 + 2*15 = 32
Cruza las piernas	Recuéstate con tus piernas derechas	2	2
	Levanta las piernas y crúzalas	2	2
	Mantén la postura	10	2 + 10
	Relájate	5	2+ 10 + 5
	Número de veces	5	2 + 5*(2 + 10 + 5) = 87
Postura del arco	Ponerse en postura de arco	3	3
	Mantén la pose	10	3 + 10
	Relájate	5	3 + 10 + 5
	Número de veces	5	5* (3 + 10 + 5) = 90

Ahora tomémosnos 5 segundos de relajación entre cada postura... el tiempo total

eso viene a ser...

$84,5 + 5 + 32 + 5 + 87 + 5 + 90 + 5 = 313,5$ segundos, lo cual es alrededor de 5,5 minutos.

Así que te llevará 6 minutos de tu tiempo cada mañana para alcanzar tu objetivo de tener un abdomen perfectamente plano! ¡Genial! :)

Ten en cuenta que esto es lo que me lleva a mí realizar estas posturas. El tiempo puede variar dependiendo de qué tan flexible es el cuerpo de una y de las posturas que te parezcan efectivas. Además debes incrementar las repeticiones mientras pasa el tiempo.

Consejos importantes para tener un abdomen plano

Los juegos mentales

Visualización

Esto funciona de maravillas y te mantendrá motivada.

"Tienes la figura perfecta que siempre has soñado".

"Te ves genial en ese vestido sexy".

"La gente toma tus consejos para saber qué hacer para mantener esa figura de reloj de arena".

Ahora cierra tus ojos

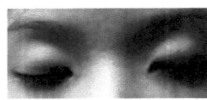 …y solo imagina estas cosas…

¿Te gustaría llevar un piercing en tu ombligo? Bueno, no hay problema e ¡imagina eso también!

¡Bien! Eso se siente genial… ¿no?

Ahora, observemos cuáles son nuestros pensamientos cuando nos despertamos cada mañana y pensamos en hacer ejercicio…

"Quiero seguir durmiendo".

"Ahh…Empezaré mañana, lo prometo. No hoy, por favor".

¿Verdad?

Esto nos sucede a casi todos nosotros. Ahora lo que podemos hacer aquí es…

Al momento de despertar, piensa en las cosas que mencionamos arriba, piensa en los halagos, felicitaciones y en las personas pidiéndote tus consejos. Estás segura para sentirte motivada para levantarte ahora mismo y seguir con tu camino hacia un ABDOMEN PERFECTAMENTE PLANO!!!

¡Eso también ejercitará tu fuerza de voluntad! :)

Y aquí están…

¡Algunos consejos para estar motivada!

Puedes hacer tantas cosas para mantenerte motivada.

--Cómprate ese vestido sexy y adorable. ¿No quieres comprarlo porque no serás capaz de usarlo? ¿Qué tal si vestirlo y verte hermosa para una fiesta se vuelve tu objetivo? Prométete eso a ti misma y sigue adelante con estas posturas efectivas de Yoga. Imagínate en ese vestido maravilloso.

--Imagina la cantidad de halagos de aquellos que quieres mucho...

--Consigue una imagen de una persona con la figura ideal que quisieras y colócala en algún lugar así puedes verla cada tanto y sentirte inspirada.

--Ponte metas

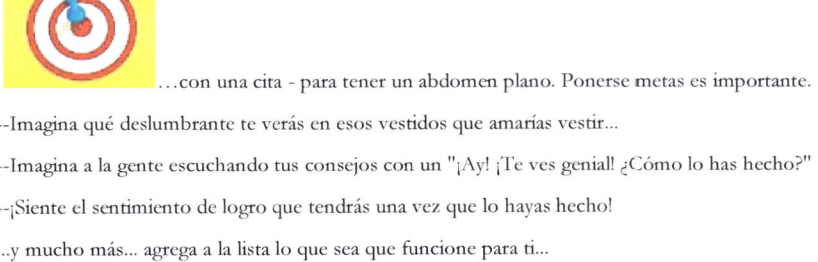 ...con una cita - para tener un abdomen plano. Ponerse metas es importante.

--Imagina qué deslumbrante te verás en esos vestidos que amarías vestir...

--Imagina a la gente escuchando tus consejos con un "¡Ay! ¡Te ves genial! ¿Cómo lo has hecho?"

--¡Siente el sentimiento de logro que tendrás una vez que lo hayas hecho!

...y mucho más... agrega a la lista lo que sea que funcione para ti...

Además eso te ayudará a pensar en lo siguiente:

Piensa en un abdomen plano

Pensamientos como...

"Tengo que perder peso"

"No me veo bien"

"Me veo gorda"… no te harán nada bien.

Al pensar esas cosas, te estás concentrando en el peso y notas "No me veo bien".

Ahora intentemos esto... sólo cierra tus ojos, imagina que ya tienes ese abdomen perfecto, estás parada frente a un espejo de cuerpo completo, mirándote a ti misma. Ahora, siente realmente estas emociones...

"¡Uau! ¡Me veo hermosa!"

"Tengo el peso perfecto"

"Tengo una hermosa figura de reloj de arena".

¿Te sientes mejor?

Estos pensamientos positivos nos hacen sentir bien acerca de nosotros mismos y alejan el foco del peso y del vientre regordete. Eso ayuda a reducir la grasa alrededor del abdomen, y el resultado...? ¡Un abdomen perfecto, sexy y plano!

¡Inténtalo! Cierra tus ojos y siéntete feliz acerca de ti misma.

¡De hecho necesitas **convencerte** de que ya tienes ese abdomen plano!

"Sentirse en forma".

"Surya Namaskaar"
La postura Master Yoga

Surya Namaskaar es una serie de 12 posturas que deben realizarse una luego de la otra.

Las posturas son como se muestran en la imagen debajo. La compleción de las 12 posturas hace un ciclo.

Este ciclo puede hacerse 2-3 veces al principio, incrementando las veces lentamente mientras el cuerpo se vuelve más flexible.

Esta serie de posturas es muy útil para el cuerpo entero.

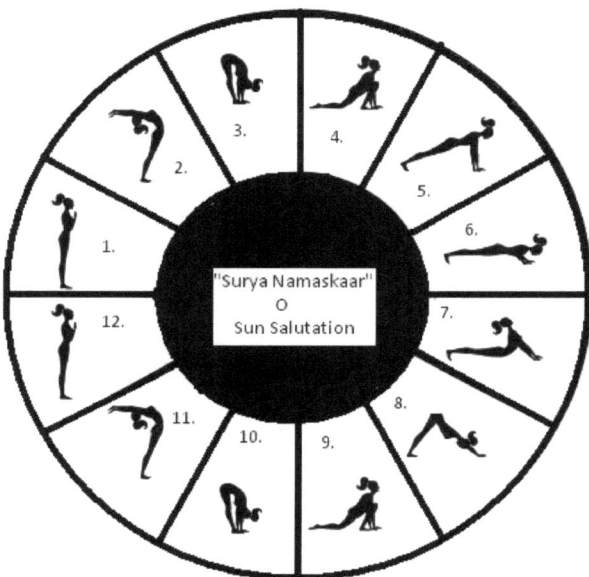

Al principio tendrás que recordar la secuencia de posturas pero luego de un tiempo se volverá un hábito.

Aquí hay algunos de...

Los beneficios de Surya Namaskaar

--Ayuda a reducir la sensación de inquietud y **ansiedad**, estrés y tensión.

--Mejora la **concentración**.

--Ayuda a aquellos que sufren de insomnio o tienen un **sueño interrumpido**.

--La práctica de forma regular de Surya Namaskaar es la formá más fácil y **natural** de estar en forma. Hace al cuerpo flexible, especialmente la espina dorsal.

--Ayuda a perder grasa excesiva del abdomen y otorga un vientre plano.

--Reanima la circulación de la sangre. Es una solución natural para prevenir el comienzo de arrugas y además le agrega **vida al rostro**.

--Es **relajante** y rejuvenecedor.

--Ayuda a mejorar la **digestión**.

--Es útil para mejorar el funcionamiento de la tiroides, la paratiroides y las glándulas pituitarias.

--Es bueno para el sistema **respiratorio**.

--Mejora el poder de **resistencia** y...

--Regula **ciclos menstruales irregulares**.

--Asegura un **dar a luz** fácil. Ayuda a reducir el miedo al embarazo y el parto.

--Ayuda a prevenir que el cabello se **vuelva gris**, se caiga y que aparezca caspa.

--Mejora el crecimiento del cabello.

Por qué hacer Yoga – Los beneficios

¡Dirías abdomen plano! :) Por supuesto, pero ese es solo uno de los tantos beneficios.

Además de eso, hay muchos beneficios que obtendrás si haces estas posturas de Yoga de forma regular.

Aquí hay algunos...

--El exceso de grasa alrededor de las piernas y cola desaparecerá, dándote una **figura sexy**.

--Tu espina dorsal se **fortalecerá**. La columna es una parte MUY importante de tu cuerpo. Estas posturas fortalecerán tu columna vertebral.

--Siéntete **fresca** mientras estas "aasanas" (a las posturas se las llama "aasanas" en idioma Hindi) ayudan al tratamiento de la constipación también porque la presión es aplicada sobre el estómago.

--Los problemas de **gases** también se solucionan si estas "aasanas" se hacen diariamente.

--Deberías tener una **piel brillante** ya que estas "aasanas" incrementan la circulación de la sangre en todo el cuerpo.

--Estas posturas también mejoran problemas **respiratorios**.

--¿Tienes un trabajo que requiera poco movimiento? ¿Te gusta sentate frente a la computadora por un largo tiempo? Prueba estas "aasanas" y te sentirás aliviada de la **dureza** en los hombros. Además la condición de hombros congelados también se mejora.

--Siéntete liviana ya que la Yoga mejora la **digestión** también.

--El Yoga fortalece la **concentración** y el **enfoque** mental. ¡Eso te ayudará a alcanzar más en menos tiempo!

--Ayuda a desarrollar una **armonía y equilibrio** internos.

--El Yoga mejora el funcionamiento de los **riñones y el hígado**, ¡incrementando tu vida!

Acerca del autor

¡Hola!

Soy Suchi, de India. Siempre he tenido un cuerpo delgado, excepto mi abdomen relleno. ¡Eso se veía feo!

Busqué en toda la internet por ejercicios que redujeran la grasa del abdomen. En todos los lugares que encontré había una descripción de lo que debía lograr sin ninguna imagen que mostrara exactamente qué tenía que hacer. Muchas veces no era siquiera capaz de entender lo que se suponía que debía hacer.

Así que, me aseguré de tener imágenes para cada postura así no debes pasar por el mismo problema que yo enfrenté.

Quería un abdomen plano de manera saludable, sin dietas ni decirle 'No' a las comidas que amo comer... además de que fuera algo que pudiera hacer en casa... sin gastar dinero. ¡Yoga fue la solución para todo esto!

Me he beneficiado de todas estas posturas de Yoga y me libré de la grasa de mi abdomen. Así que, pensé que sería bueno compartir mis experiencias con el mundo alrededor mío, para que todos incluyéndote a ti, pudieran beneficiarse de esto.

Y ya que mantenerme motivada y salir de la cama para hacer estas posturas era la parte más difícil para mí, he agregado los trucos que me funcionaron.

Así que, aquí esta el libro para ti - una compilación de ejercicios saludables para un abdomen plano, los cuales puedes realizar en casa sin la necesidad de gastar dinero.

Espero realmente que lo encuentres útil al perder grasa del abdomen. Cualquiera puede hacerlo... solo se necesita un poco de paciencia!

¿Quieres compartir tus experiencias de abdomen plano conmigo? Por favor escríbeme a replytosuchi [arroba] yahoo punto com. ¡Me encantaría leer sobre ti!

¡Te deseo todo lo mejor para tu camino hacia un abdomen sexy y plano! :)

Suchi Gupta

Referencias

Las imágenes que he usado en este libro de "Cómo quemar grasas del abdomen" han sido extraídas de http://www.sxc.hu. Han sido cliqueadas por:

Foxumon - La imagen de dinero

Nadia Jasmine – La imagen del pastel

Sandy Yin – La imagen de ojos cerrados

Jaylopez – La imagen del objetivo

Tom Pickering - La imagen de la paciencia

Ivan Prole – La imagen del tiempo

¡Gracias a todos estos maravillosos fotógrafos!

Otros libros del mismo autor (en idioma Inglés)

1) Healthy Ways to Relieve Stress

Disponible en Amazon

2) From Sleep Deprivation to Sleep Tight With 12 Effective Yoga Poses: Natural Sleep Aids to Good Night's Sleep at Home Without Spending a Penny!

Disponible en Amazon

3) All Natural Skin Care Online Guide: Be Ready for Compliments!!! A healthy way to Cure Dark Circles and Wrinkles and Get Glowing skin At Home without Spending a Penny!

Disponible en Amazon

www.ingramcontent.com/pod-product-compliance
Lightning Source LLC
Chambersburg PA
CBHW050759290526
45792CB00008B/2247